DE L'OSTÉOTOMIE

DANS LA

COURBURE RACHITIQUE DES OS

PAR

Louis-Jean-Max REUSS,

Docteur en médecine de la Faculté de Paris,

Ancien médecin aide-major de 2e classe au 80e régiment d'infanterie.

PARIS

A. PARENT IMPRIMEUR DE LA FACULTÉ DE MÉDECINE

29-31, RUE MONSIEUR-LE-PRINCE, 29-31

1878

DE L'OSTÉOTOMIE

DANS LA

COURBURE RACHITIQUE DES OS

PAR

Louis-Jean-Max REUSS,

Docteur en médecine de la Faculté de Paris,

Ancien médecin aide-major de 2e classe au 80e régiment d'infanterie.

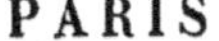

PARIS

A. PARENT IMPRIMEUR DE LA FACULTÉ DEMÉDECINE

29-31, RUE MONSIEUR-LE-PRINCE, 29-31

1878

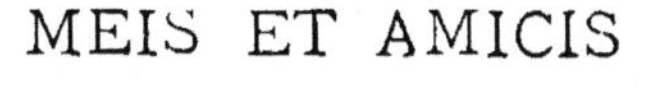

MEIS ET AMICIS

A M. LE DOCTEUR U. TRELAT

Professeur à la Faculté de médecine,
Chirurgien des hôpitaux,
Membre de l'Académie de médecine,
Chevalier de la Légion d'honneur.

Respectueux hommage.

A mes amis :

LES DOCTEURS J. BŒCKEL ET A. GOGUEL

Souvenir de nos années d'études.

DE L'OSTÉOTOMIE

DANS LA

COURBURE RACHITIQUE DES OS

PRÉLIMINAIRES

Lors d'une visite faite à l'hôpital civil de Strasbourg, dans ces dernières années, nous avons vu dans le service de M. le Dr Eug. Bœckel, suppléé par le Dr Jules Bœckel, notre ami, une petite fille chez laquelle on avait pratiqué l'ostéotomie pour obvier à une incurvation de la jambe, d'origine rachitique.

Émerveillé du résultat vraiment magnifique auquel on était parvenu, de la simplicité du manuel opératoire, de l'innocuité relative de l'opération, nous en avons dès lors attentivement suivi les discussions soulevées au sein des sociétés savantes tant en France qu'à l'étranger.

Si, en France, on semble repousser jusqu'à un certain point l'ostéotomie dans les déformations rachitiques, en Allemagne, au contraire, cette opération semble conquérir son droit de cité dans le domaine de la chirurgie. Là, comme à Strasbourg, le succès définitif, durable, a constamment suivi l'opération, et Richard Volkmann a fait entendre, récemment encore, en sa faveur une voix autorisée.

Enhardi par ces succès, désireux de contribuer, pour une part minime, à faire connaître une méthode appelée peut-être à un grand avenir, nous avons prié le Dr J. Bœckel de vouloir bien mettre ses observations à notre disposition pour notre travail inaugural. Nous le remercions ici de son obligeance amicale, heureux si nos faibles moyens peuvent concourir à vulgariser une méthode dont il s'est fait un zélé défenseur.

HISTORIQUE

Rendre aux os incurvés leur direction normale, remédier à une déformation souvent incompatible avec les fonctions du membre et toujours gênante, tel est le but de l'ostéotomie.

L'idée première de cette opération n'est pas neuve ; on la voit déjà conseillée par *Paul d'Égine* et *Albucasis*, qui coupaient les cals vicieux avec la scie et les tenailles (1)

Mais sans remonter aussi haut, nous voyons *Lemercier* (1815) scier les deux fragments du tibia pour une fracture vicieusement consolidée. *Wasserfuehr* (1816) opéra de cette manière le cal d'un fémur sur un enfant de 5 ans avec plein succès. *Riecke*, en 1826, répéta cette opération ; le patient passa par une série d'accidents, mais le succès vint néanmoins couronner l'opération. *Clémot* introduisit, en 1834, la résection cunéiforme dans un cas de courbure angulaire du fémur chez un enfant de 4 ans qu'il guérit.

(1) *J. Rochard* : Histoire de la chirurgie française au XIXe siècle. Paris, 1875, p. 706.

Il répéta la même opération sur un homme de 27 ans, en 1835, et le guérit encore.

De 1835 à 1840, nous voyons *Portal* et *Warren* user du même procédé chirurgical.

Après eux, *Wattmann* (1841), *Platt Burr* et *Gordon Bruck* (1845), *Kearney*, *Behrend*, *Meyer* (de Wurtzbourg), *Maisonneuve* (1847), obtiennent les mêmes succès en faisant l'ostéotomie en vue de remédier à des pseudarthroses, comme avait fait déjà *Rhea Barton* (1) en 1827.

Langenbeck, en 1854, répéta plusieurs fois cette opération, et, en en modifiant le procédé opératoire, lui donna le nom d'*ostéotomie sous-cutanée;* il l'appliqua aux courbures rachitiques des membres. *Nussbaum*, *Bilroth*, *Volkmann*, tout en adoptant la pratique de Langenbeck, y apportèrent de notables perfectionnements. En même temps, *Brainard* (de Chicago) (1854) faisait suivre l'ostéotomie sous cutanée de l'ostéoclasie consécutive.

Depuis les operations de Langenbeck, l'ostéotomie à ciel ouvert fut abandonnée généralement, et on ne pratiqua plus que l'ostéotomie sous-cutanée.

Mais malgré la valeur des chirurgiens qui avaient tenté et réussi l'ostéotomie sous-cutanée, malgré les succès incontestables qu'ils enregistraient, l'opinion ne fut pas favorable à l'opération. Une discussion s'engagea, en 1855, à la Société de chirurgie de Paris, à ce sujet, et la plupart des orateurs furent d'accord pour la repousser. On la considérait comme barbare et bonne au plus à figurer dans l'histoire de la chirurgie, et cela malgré les succès signalés par Langenbeck et malgré la généralisation plus théorique que pratique qu'essaya de lui donner *Velpeau*. Depuis,

(1) *Rhea Bartnon* : On the treatment of ankylosis, by the formation of artificial jonit. Philadelphia, 1827.

Demarquay, et plus récemment *Dolbeau* (1873), essayèrent de la faire revivre en France.

Cependant il faut dire aussi que quelquefois on en avait fait un étrange abus. 'est ainsi que *Meyer* (de Wurtzbourg) pratiqua la résection d'un fémur sain pour obvier à un raccourcissement congénital du côté opposé. Voici comment *M. Eug. Bœckel*, l'éminent chirurgien de Strasbourg, s'exprime à ce sujet :

« On ne saurait douter de la réalité des succès de Meyer, mais ce n'est pas une raison suffisante pour l'imiter. Sa manière de rétablir l'égalité de longueur des membres inférieurs par la résection du fémur sain est tout à fait condamnable. Par contre, on est obligé d'admirer sa hardiesse, et son bonheur dans le cas de ce malheureux rachitique chez lequel on fit successivement cinq ostéotomies. Mais cinq ostéotomies de cette importance font courir bien des chances de mort » (1).

M. le Dr Bœckel dit plus loin qu'il a rencontré dans les rues de Wurtzbourg plusieurs des opérés de Meyer, et qu'ils semblaient parfaitement guéris.

Tel était l'état de la question dans ces dernières années, car si à l'étranger, en Allemagne comme en Angleterre, on continuait à prôner et à faire l'ostéotomie, le silence s'était un peu fait en France autour de cette opération.

Mais l'invention des pansements par occlusion et des pansements antiseptiques a fait faire un grand pas à la chirurgie moderne. Quels progrès accomplis depuis que l'on connaît les pansements de Guérin et de Lister !

Des opérations, des procédés qui semblaient bannis à tout jamais de la pratique de l'art ont été remis en vigueur, et grâce à la nouvelle méthode de pansement, les résultats

(1) *Heyfelder*. Traité des Résections; trad. par E. Bœckel. Paris et Strasbourg, 1863, p. 83).

souvent merveilleux qu'on signale de toutes parts montrent la confiance qu'on lui doit accorder.

Quoique en France on ne s'enthousiasme pas d'ordinaire pour les méthodes nouvelles, et qu'on attende, sagement du reste, que le temps et l'expérience aient bien voulu confirmer la réputation bruyante que leur fait souvent leur inventeur, le pansement antiseptique est entré à Paris dans la pratique usuelle.

Si la méthode de Lister n'a pas encore acquis un complet droit de cité parmi nous, personne ne songe du moins à lui contester son efficacité, et notre vénéré maître, M. le professeur Sédillot, s'exprimait, à l'Académie de médecine, en ces termes, à son sujet, dans un Mémoire sur les plaies du trépan et leur pansement :

« A l'hôpital de Strasbourg, où nous n'avions pas vu le trépan réussir pendant une longue suite d'années, les succès que nous avons cités (12 oct. 1874) se sont multipliés avec le pansement de Lister, auquel on attribue une notable amélioration dans les statistiques des hôpitaux de Glasgow et d'Édimbourg, et qui est aujourd'hui appliqué en France, en Angleterre et dans plusieurs autres pays » (1).

S'il est vrai que le pansement de Lister, appliqué dans toute sa rigueur, a fait faire un pas en avant à la question si controversée de la réunion par première intention à la suite des grandes opérations chirurgicales; s'il est vrai que, grâce à lui, on favorise la réunion, on empêche la suppuration et on hâte la guérison tout en diminuant les chances de mortalité, il est certain aussi que, grâce à lui, les ostéotomies sous cutanées sont devenues moins dangereuses.

(1) Comptes-rendus de l'Académie de médecine, t. LXXIX. Séance du 16 nov. 1874.

Sans doute, on avait obtenu avant des succès brillants, mais hâtons-nous de dire que le pansement antiseptique donne des garanties très-grandes, et qu'il permet d'entreprendre dans un hôpital des opérations qu'on hésiterait peut-être, sans lui, à pratiquer dans un milieu aussi défavorable.

En Angleterre et en Allemagne, l'ostéotomie appliquée à la guérison des incurvations rachitiques est aujourd'hui entrée dans le domaine de l'art.

Kœnig, *Scheede*, *Von Heine*, *Langenbeck*, *Bilroth*, *Volkmann*, *Von Wahl* (de Saint-Pétersbourg) en Allemagne, *Jones*, *Dav. Colley*, *Cowell*, *Messenger Bradley* en Angleterre, l'ont pratiquée avec succès.

Au dernier congrès des chirurgiens allemands, à Berlin, *Volkmann* présenta vingt-trois cas d'ostéotomie pour courbures rachitiques, toutes suivies de guérison.

Le Dr *Eug. Bœckel* (de Strasbourg), que nous avons vu plus haut qualifier sévèrement la pratique de Meyer (de Wurtzbourg), eut l'occasion de vérifier l'excellence de la méthode en pratiquant une ostéotomie sur une enfant rachitique; le succès qu'il obtint le rendit dès lors plus favorable à l'opération.

Notre ami le Dr J. Bœckel, chargé d'un service clinique à l'hôpital civil de Strasbourg, adressa, en 1875, un mémoire à la Société de chirurgie de Paris relatif à neuf ostéotomies pratiquées par lui, dont huit faites sur des sujets rachitiques et une cunéiforme sur un adulte, afin de corriger un cal vicieux; les six opérés guérirent.

Dans le cours de la discussion qui eut lieu à ce sujet, MM. les Drs Tillaux, Labbé et Panas se montrèrent hautement partisans de l'ostéotomie sous-cutanée, tout en faisant leurs réserves sur l'opportunité de l'opération, qui ne doit être tentée que lorsque tous les autres moyens auront échoué.

Le professeur Lefort se rangea de leur avis, mais ajouta qu'il était d'avis de ne pas ostéotomiser des enfants audelà de 10 ans.

MM. Depaul et Blot, au contraire, déclarent l'opération inutile, sinon dangereuse.

Enfin, M. Guérin cite un cas où il vit Jobert pratiquer l'ostéotomie et tient à établir que la France n'a pas été, là encore, en arrière des autres nations (1).

Le Dr J. Guérin (2), dans une communication faite à l'Académie de médecine à propos du rapport dont le Mémoire de M. J. Bœckel avait été l'objet à la Société de chirurgie, revendique pour la France la paternité de l'ostéotomie appliquée aux courbures rachitiques des os. Il dit qu'elle est réimportée de l'étranger et rappelle qu'en 1843 il a fait une communication sur 360 difformités rachitiques, dont 46 courbures par cal vicieux ; qu'il a obtenu 76 guérisons, 49 améliorations, 48 cas ne s'étaient pas améliorés et 233 cas étaient ou en traitement à l'hôpital des Enfants ou n'avaient pas été traités. Il avait souvent appliqué l'osteotomie à ces incurvations, et l'Académie chargea une commission de lui faire un rapport à ce sujet. Nous aurons à revenir, dans le chapitre suivant, sur quelques-unes des conclusions de ce rapport.

CONDITIONS DANS LESQUELLES ON DOIT PRATIQUER L'OSTÉOTOMIE

Lorsqu'on se trouve en présence d'une incurvation ra-

(1) Bulletins et Mémoires de la Société de chirurgie de Paris. t. II, 1876, p. 167.

(2) Bulletin de l'Académie de médecine. Av. 1876. (Séance du 4 avril 1876), p. 381.

chitique, faut-il, de prime abord, songer à l'ostéotomie sous-cutanée?

Évidemment, non, et les chirurgiens qui agiraient ainsi seraient justement blâmables ; on ne doit pratiquer l'ostéotomie qu'après avoir essayé de tous les autres modes de traitement.

Ces modes sont au nombre de quatre :

1° Le traitement général seul ;

2° Le traitement général accompagné de l'application d'appareils ;

3° L'ostéoclasie, ou redressement instantané après rupture des os ;

4° L'ostéotomie.

Nous ne nous occuperons pas ici des deux premières méthodes. Il est certain qu'un traitement approprié, une bonne hygiène, l'huile de foie de morue, une alimentation saine et reconstituante, le décubitus dorsal, les appareils contentifs, peuvent avantageusement modifier les conditions défavorables où se trouve l'enfant rachitique. Mais si l'on se souvient que le rachitisme est le plus souvent une maladie des classes pauvres, et des classes pauvres des grandes villes, on comprendra qu'il est des cas où les deux premières méthodes de traitement seront absolument insuffisantes. Si l'enfant n'est pas enlevé au milieu souvent humide, obscur et presque toujours encombré où il vit ; s'il n'a pas, pendant une longue suite de jours, les soins d'hygiène, la nourriture que réclame à grands cris son état, il y aura grande probabilité pour que ni la médication, ni l'immobilité dans le décubitus dorsal, ni les appareils ne réussissent avec lui.

Grâce à l'initiative généreuse de la Ville de Paris, on a fondé à Berk-sur-Mer un hôpital pour les enfants. Mais tous les petits rachitiques ne peuvent être dirigés sur lui, et si l'on n'avait que les deux premières méthodes pour les guérir, bon nombre de ces malheureux resteraient difformes toute leur vie.

Nous ne dirons que quelques mots de la troisième méthode ou *ostéoclasie*. Elle fut appliquée, en 1843, par M. Guérin ; elle consiste à rompre les os, soit avec les mains, soit avec des appareils plus ou moins compliqués, nous dirions presque plus ou moins barbares, et à redresser instantanément le membre qu'on immobilise ensuite dans un appareil contentif.

Voici comment la commission de l'Académie, dont nous avons parlé plus haut, s'exprimait à ce sujet :

« M. J. Guérin a insisté avec raison sur le fait d'anatomie pathologique qui a inspiré sa méthode et lui sert de base; il avait établi dès longtemps qu'à la deuxième période du rachitisme, les os sont le siége d'un travail d'ossification nouvelle en vertu de laquelle les lamelles de l'ancien os sont plus ou moins dédoublées et réduites à des parcelies peu consistantes, tandis qu'une substance de nouvelle formation, spongieuse, élastique, forme la plus grande partie de la trame de l'os et devient plus tard le siége de dépôts calcaires qui lui restituent sa résistance normale. La connaissance de ce fait anatomique pouvait seule suggérer le mode de traitement employé par M. Guérin, comme elle pouvait seule le justifier (1). »

L'ostéoclasie n'est donc utile qu'à la deuxième période du rachitisme, quand l'os, réduit à des lamelles peu consistantes, est remplacé par un tissu nouveau qui n'offre pas de résistance; la fracture est facile et n'atteint que les parties anciennes de l'os ; les parties nouvelles sont courbées en même temps que les autres se rompent.

Mais quand on arrive à la période d'éburnation de l'os,

(1) Bulletin de l'Acad. de médecine (loc. cit.).

l'ostéoclasie n'est plus possible, et l'on n'a d'autre recours que dans l'ostéotomie.

Cependant, avant d'arriver même à cette période d'éburnation, il y a, toujours d'après M. Guérin, un état du tissu osseux compris dans l'angle de la fracture qui est comme le terrain type de l'ostéotomie.

Nous ne pouvons mieux faire que de répéter encore ici le passage du rapport de la commission des hôpitaux à ce sujet :

« Profitant de l'occasion pour montrer sur le cadavre les conditions anatomiques qui servent de base à sa méthode, M. J. Guérin a fait voir que dans les courbures anguleuses par cal vicieux rachitique, il existe au niveau de l'angle de la fracture un tissu fibreux spongoïde résistant, élastique, au centre duquel sont placées les lamelles de l'ancien os, brisées ou simplement pliées directement sur elles-mêmes ; il a montré ensuite que ce tissu, quand la fracture est déjà ancienne, comme dans le cas dont il s'agit (9 mois), ce tissu qui compose le cal est toujours élastique, mais trop consistant et trop peu extensible pour céder aux efforts du redressement. En conséquence, M. J. Guérin a imaginé, pour assurer l'ouverture de l'angle de la courbure et favoriser le redressement de la difformité, de recourir à la section partielle sous-cutanée de l'os, après la section préalable des muscles; par ce moyen, la portion la plus résistante de la concavité de l'angle cède, tandis que la moitié correspondant à la convexité est conservée intacte. Cette section, pratiquée sur le fémur même du sujet de la précédente observation, a fait voir avec quelle facilité, d'une part, l'instrument tranchant l'effectue, et, d'autre part, comme elle rend facile le redressement immédiat de l'os à moitié divisé en travers. » (Rapport de la commission des hôpitaux) (1).

Nous voyons donc, par cet exemple, qu'il est des cas où l'ostéotomie est indispensable ; ces cas sont au nombre de deux : premièrement, les cas d'éburnation de l'os, quoique M. Guérin n'applique jamais l'ostéotomie dans ces cas-là; en second lieu, ceux où le tissu osseux a cet état particulier dont M. Guérin parle dans sa communication à l'Académie. Dans ces deux circonstances, l'ostéotomie est non-seulement permise, elle est ordonnée.

Mais elle est encore ordonnée dans les autres cas, quand tous les efforts faits pour arriver à un redressement durable ont échoué, et que, d'un autre côté, le traitement général, longuement, savamment appliqué, n'a donné aucun résultat.

C'est peut-être pour n'avoir pas vigoureusement suivi ces préceptes que Bilroth, après avoir ostéotomisé, avec un plein succès, une fillette de 4 ans, vit, quelques mois après, la courbure rachitique se reproduire au dessous du point opéré (2).

Nous aimons à croire cependant que Bilroth avait employé, avant d'avoir recours à l'ostéotomie, les autres méthodes, et dire avec lui que la mauvaise hygiène et l'insuffisance de l'alimentation auxquelles fut soumise sa petite opérée, furent seules causes de cette fâcheuse récidive, qui du reste est unique dans l'histoire de l'ostéotomie.

S'il n'en était pas ainsi, il faudrait en conclure que l'opération fut pratiquée trop tôt et que le tissu osseux chez cette enfant n'offrait pas le terrain favorable à l'os-

(1) Bulletin de l'Acad. de méd. (loco citato).

(2) Archives gén. de médecine. Paris, sept. 1875, p. 332, et fév. 1876, p. 198. De l'ostéotomie et de l'ostéoclasie au point de vue orthopédique, par le Dr Neveu.

téotomie ; sans doute le succès fut brillant au point de vue opératoire, mais au point de vue matériel il fut déplorable.

Nous trouvons encore dans les observations de Volkmann, Wahl, Marsch et Bilroth dix-huit observations d'ostéotomie pratiquée sur des enfants de 3 à 9 ans. Chez les uns l'ostéoclasie manuelle était impossible, chez les autres il y avait une déviation trop considérable des membres inférieurs pour que le redressement manuel pût être opéré avec quelques chances de succès.

Dans ces cas-là encore, l'ostéotomie nous semble justifiée, vu surtout l'innocuité relative de l'opération et ses heureux résultats.

Une autre question résulte de l'âge des sujets.

Quand faut-il pratiquer l'ostéotomie?

Le moment en est difficile à préciser ; il est évident cependant que l'opération, ainsi que le dit Barthélémy (1), ne doit être faite « qu'après la guérison de la cause qui a ramolli, infléchi et finalement considérablement endurci les os dans leur position défectueuse. »

Avant ce moment, on réussit d'ordinaire à redresser les os au moyen de l'ostéoclasie manuelle pratiquée pendant le sommeil anesthésique ; l'os ploie et garde la forme qu'on lui a donnée ; d'autres fois il cède et, le périoste restant intact, il se fait une « *infraction.* » Dans certains cas enfin, il y a une véritable fracture avec crépitation et mobilité anormale des fragments.

On doit donc toujours tenter l'ostéoclasie manuelle du membre incurvé ; quant à fixer une limite précise pour l'âge où l'ostéotomie devra être faite, c'est chose impossible. On serait sujet à faire varier la règle suivant les

(1) Dr *Barthélemy.* L'Exposition universelle et la Faculté de médecine de Vienne (Archives médicales navales, t. XXI, p. 277).

individus; pour avoir méconnu peut-être le précepte de Barthélemy, nous avons vu Bilroth se trouver en présence d'une nouvelle incurvation au-dessous du point opéré; et d'un autre côté, combien n'existe-t-il pas d'observations où l'os sclérosé opposait une résistance invincible au redressement manuel? Chez une de ses malades, le Dr J. Boeckel, après avoir fait la section du tibia, section qui fut très-laborieuse, se vit dans l'impossibilité d'opérer le redressement du membre qui ne réussit qu'après qu'il eut sectionné le péroné.

On voit donc que les os se sclérosent quelquefois très-prématurément, et nous croyons que dans ces cas l'ostéoclasie manuelle est impossible, et que l'ostéoclasie mécanique, au moyen de machines dont quelques-unes semblent empruntées aux salles de torture, est sinon impossible, mais dangereuse. En effet, ne peut-il survenir, et n'est-il jamais survenu de gangrène des parties molles qui ont été soumises à l'action d'ostéoclastes puissants.

Volkmann, qui pratique l'ostéotomie et l'ostéoclasie sur une grande échelle, avoue dans ses notes sur « l'ostéotomie et l'ostéoclasie » (1) qu'il a toujours eu une peine énorme à rompre les os d'enfants au-dessus de 3 ans, et que souvent à 2 ans 1/2 déjà, il lui avait fallu le déploiement de toutes ses forces musulaires pour arriver à redresser le membre incurvé; mais nous croyons savoir que jamais il n'employa d'appareils, et qu'il pratiqua toujours l'ostéotomie quand il ne pouvait arriver au redressement du membre par l'ostéoclasie manuelle.

En résumé, nous disons donc que l'ostéotomie est applicable chaque fois que l'ostéoclasie manuelle a échoué. Seulement il ne faut jamais entreprendre l'opération sans

(1) R. *Volkmann*. Beitrage zur klinischen Chirurgie. Leipzig, 1875, p. 230.

avoir prévenu les parents des petits malades de la gravité de l'ostéotomie et des accidents qui, s'ils sont en général rares ou peu intenses, pourraient cependant non-seulement entraver la guérison, mais encore entraîner la mort de l'enfant.

Ceci nous amène tout naturellement à nous poser une dernière question et à élucider un point qui certes a son importance, et qui, s'il était résolu d'une façon négative, condamnerait irrévocablement l'ostéotomie.

La question qui se pose à nous est celle-ci : l'ostéotomie est-elle une opération dangereuse ?

Nous n'avons pas l'autorité pour juger la question et la résoudre entièrement, mais nous penchons pour la négative.

En effet, les résultats consignés dans les statistiques d'outre-Rhin et d'outre-Manche, les succès obtenus à Strasbourg, militent fortement en faveur de l'ostéotomie.

Néanmoins il ne faut pas être trop affirmatif et prétendre que cette opération est inoffensive ; sans doute on n'a pas encore eu à enregistrer un décès qu'on puisse franchement attribuer à l'ostéotomie ; car le seul cas de mort que l'on cite est-il bien dû à l'ostéotomie ? Nous le trouvons dans la pratique de Bilroth. Sa petite opérée mourut de pyémie ; elle avait été affectée de la variole pendant le cours de son traitement, et l'autopsie démontra que l'os sectionné s'était parfaitement consolidé.

Jusqu'ici nous avons 68 cas d'ostéotomie.

En effet, la pratique de MM. Bœckel à Strasbourg nous fournit 9 ostéotomies pratiquées sur 6 sujets, dont 2 ostéotomies cunéiformes ; il n'y a eu d'accidents que dans un des cas, et encore n'ont-ils empêché ni la consolidation des fragments, ni compromis les résultats ultérieurs :

l'une de ces opérations fut pratiquée, il est vrai, sur un adulte pour un cal vicieux.

Volkmann (1) donne 31 observations d'ostéotomie suivies toutes d'un entier succès.

Bilroth enregistre 6 succès sur 6 opérations (2). Le Dr Barthélemy (*loco citato*) a été à même d'en juger les résultats lors de son voyage à Vienne.

Wahl (de Saint-Pétersbourg) annonce 12 succès sur 12 opérations, pratiquées sur 7 sujets (3).

Th. Jones, 4 succès sur 4 opérations (4).

Davis Colley, 1 succès sur 1 opération (5).

Cowell 2 succès sur 2 opérations pratiquées sur le même sujet (6).

Scheede (de Berlin) 3 opérations suivies de succès (7).

Si nous additionnons ces chiffres, nous trouvons un total de 68 observations qui donnent 68 succès.

Certes ceci est un résultat encourageant, mais il faut ajouter avec Volkmann qu'en fin de compte il se pourrait bien faire qu'une fois une opération de ce genre ne réussisse pas; cependant quelle est l'opération chirurgicale qui ne puisse nous montrer un décès à son passif?

Nous pouvons donc dire que l'ostéotomie n'offre pas les dangers qu'on a voulu lui imputer, tout en nous élevant contre l'idée d'en faire une opération de complaisance.

Si Ollier a pu s'exprimer naguère en ces termes à l'en-

(1) R. Volkmann (loco citato) et Bulletin de thérapeutique de Lefort 15 sept. 1877, p. 236.

(2) *Gussenbauer*. Die methode der Kueastlichen Knoc hentrennung und ihre Vervendung in der orthopaedie (Archiv. f. Klin. Chirurgie, 1875 XVIII band. 2 heft.

(3) Caunstadter Jahrsbericht, 1871. V. II, p. 384, 1875. V. II, p. 410.

(4) The Lancet, 1877. V. II, p. 335.

(5) The Brit. méd. Journal, t. II, p. 526, 1876.

(6) The Lancet, 1877. V. I, p. 240.

(7) Revue des sciences médicales de Hayem, t. XI, p. 27.

droit de l'ostéotomie appliquée aux ankyloses osseuses :

« Repousser l'opération, c'est admettre avec tous les auteurs anciens l'incurabilité de l'affection, c'est nier le progrès chirurgical que l'induction clinique et la physiologie consacrent..... Aussi croyons-nous qu'en présence d'une gêne notable, accompagnée d'une difformité repousante, il est permis au chirurgien de sectionner et de réséquer les os vicieusement ankylosés » (1).

Ne doit-il pas admettre aussi l'ostéotomie dans les incurvations rachitiques des membres? Les chiffres, en effet, prouvent que cette dernière opération est moins dangereuse que l'autre.

Il résulte de la pratique de Nussbaum (de Munich) (2) que sur 38 opérations sanglantes pour ankyloses il y a eu 10 morts, tandis que sur 52 cas d'ostéotomie pour incurvation rachitique des membres, nous n'avons pas une seule mort! Ces différences s'expliquent du reste d'une façon très naturelle; dans l'ostéotomie pour incurvation rachitique, le traumatisme est moindre et l'âge des sujets plus tendre. On n'opère guère que des adultes pour ankylose osseuse, tandis qu'il est très-rare de voir pratiquer l'ostéotomie pour courbure rachitique des os après l'âge de 7 ans.

L'ostéotomie dans les incurvations des membres, et dans celles surtout qui sont dues au rachitisme, est donc une véritable conquête pour l'art chirurgical, et, à ce titre, elle mérite déjà de fixer l'attention de tous les chirurgiens.

(1) Dict. encyclop. des sciences médicales, 1865, t. V. Paris. (Art. Ankylose.)

(2) Dict. encyclop. des sciences médicales, 1866. t. V (loco cit.)

MANUEL OPÉRATOIRE

Le Manuel opératoire comprend cinq temps :

Ier *temps*. La section des parties molles en y comprenant le périoste.

IIe *temps*. Le décollement du périoste.

IIIe *temps*. La section de l'os.

IVe *temps*. Le redressement du membre.

V^e^ *temps*. Le pansement.

Ier *temps*. L'incision des parties molles doit avoir le moins d'étendue possible, surtout lorsqu'on se propose de tenter ultérieurement la réunion immédiate ; elle doit permettre uniquement le jeu du ciseau ; elle doit avoir lieu loin du point où l'on voudra diviser l'os.

Dans le cas où l'on ne veuille pas réunir immédiatement la plaie des parties molles, l'incision peut être un peu plus grande : de toute façon il vaut mieux lui donner une direction verticale et aller d'un coup jusqu'à l'os.

Dans les ostéotomies cunéiformes, on peut être obligé quelquefois de tailler un petit lambeau en pratiquant aux deux extrémités de la première incision deux incisions horizontales.

IIe *temps*. On décolle le périoste à l'aide de la rugine d'Ollier ; il est des cas où le manche seul du bistouri suffit à l'opération ; s'il y a hémorrhagie, il importe d'arrêter le sang avant de procéder à la section de l'os. Mais d'ordinaire elle est peu intense, et une simple compression suffit pour y mettre fin ; enfin on peut se trouver dans la nécessité de saisir une ou plusieurs artérioles avec les pinces émostatiques, et de les lier.

IIIe *temps*. La division de l'os forme le 3e temps de l'opération ; on emploiera de préférence le ciseau et le maillet. Langenbeck se sert de la scie, Brainard (de Chicago) du perforateur.

En employant le ciseau, on évite la sciure osseuse ; et, suivant les mots du Dr Neveu (*loc. cit.*), on évite ou l'on diminue la suppuration et l'infection consécutive qu'entretiennent et que provoquent, au contraire, les éclaboussures et la bouillie osseuses qui résultent de l'usage de la scie ou du perforateur. »

On emploiera des ciseaux de plus en plus minces à mesure que l'on avancera la section dans la profondeur de l'os. On évitera ainsi de casser le ciseau entre les deux surfaces de section. On se servira d'un ciseau à manche et d'un maillet de bois qui a des réactions moins dures.

La section exige un certain temps, mais elle donne un résultat aussi net que possible ; elle est totale ou partielle, suivant qu'elle a intéressé la totalité ou une partie seulement de l'os.

La division complète de l'os, ou sa division partielle, a donné lieu à deux méthodes différentes. La première consiste à sectionner l'os dans toute son épaisseur ; elle a été mise en pratique en Allemagne et à Strasbourg par le Dr J. Bœckel.

Celui-ci la préfère, car il ne s'expose pas, lors du redressement du membre, à produire des éclatements, des esquilles qui pourraient se nécroser, entretenir la suppuration et entraîner des accidents. Il considère l'ouverture du canal medullaire et la section complète de l'os comme plus inoffensive que la division incomplète, surtout en appliquant dans toute sa rigueur le pansement de Lister. En effet, il n'est par d'exemple d'une ostéo-myélite consécutive à l'ostéotomie, et c'est elle cependant qu'invoquent les adversaires de cette opération.

Wahl, Bilroth, Volkmann préfèrent la section incomplète. Après avoir sectionné incomplètement le cylindre osseux, on le brise ensuite soit avec les mains, soit avec des machines.

Les deux méthodes n'ont donné que des succès.

Quant à la direction, à la forme que l'on a données à la section osseuse, elles varient suivant les différents chirurgiens; nous pensons cependant qu'il n'en faut garder que deux, la section transversale ou *linéaire*, et la section *cunéiforme*.

La première est très-suffisante pour les incurvations rachitiques latérales, quelles que soient les variétés auxquelles elles appartiennent.

Donner à l'incision une direction oblique ou demi-circulaire, c'est inutilement compliquer l'opération.

Dans les incurvations antéro-postérieures, celles surtout qui s'accompagnent de déviation angulaire et de saillie prononcée, il faut pratiquer l'ostéotomie cunéiforme. Celle-ci n'est plus une simple section, c'est l'ablation d'un coin osseux entier; ce n'est plus une opération sous-cutanée, mais une opération à ciel ouvert.

Nous pensons que c'est dans les cas d'ostéotomie cunéiforme seuls que l'application de la bande d'Esmarch peut rendre des services sérieux; quelques chirurgiens anglais l'ont employée également pour les ostéotomies linéaires; là elle est inutile à notre sens.

Mais il est des cas rares où l'ostéotomie cunéiforme ne suffit plus elle-même pour permettre le redressement du membre, et on est obligé alors d'enlever non plus un coin, mais une rondelle d'os en forme de trapèze, comprenant toute l'épaisseur de la diaphyse.

A mesure que l'on avance dans la section, il faut s'entourer de grandes précautions et ne pas aller trop vite; on s'exposerait à blesser les artères qui se trouvent sur un plan plus profond ; il est vrai que jamais cet accident n'a été observé, mais il suffit qu'il soit possible pour qu'il faille se mettre en garde contre lui.

Il peut arriver encore un accident d'un autre genre : l'os peut être d'une éburnation telle que le ciseau se brise entre les mains du chirurgien. Nous connaissons deux cas de ce genre. Le premier appartient à Bilroth; il ne put retrouver la pointe de son ciseau et dut la laisser dans la section ; sa petite malade fut atteinte de variole et mourut de pyémie.

Dans le deuxième cas, le Dr Jules Bœckel ne put, lui aussi, retrouver la pointe de son ciseau qu'il avait cassée dans la section de l'os ; la division fut achevée au moyen d'un ciseau plus fort; de nouvelles recherches restèrent encore infructueuses, il fut obligé de laisser la pointe dans l'os, et le malade guérit.

IVe *temps* Ce temps a lui aussi donné naissance à deux méthodes : l'une consiste à redresser l'os immédiatement après sa division, dans l'autre on ne tente le redressement que consécutivement. Ces deux méthodes se basent l'une et l'autre sur l'hypothèse d'une section incomplète de l'os : quand le cylindre osseux a été complètement divisé on redressera le membre immédiatement.

La première méthode, qui est celle qui nous semble préférable est préconisée par Bilroth, Volkmann, Wahl ; c'est celle vers laquelle nous semble pencher le Dr Neveu (1).

(1) Archives générales de médecine, sept. 1875 et fév. 1876 (loc. cit.)

La deuxième est appliquée par Nussbaum.

Nussbaum invoque en faveur de sa méthode le danger qu'il y a d'ouvrir le canal médullaire à ciel ouvert et la possibilité d'une ostéo-myélite consécutive.

C'est même cette considération qui a poussé certains chirurgiens à tenter la réunion immédiate de la plaie cutanée et à ne rompre les os qu'après sa cicatrisation.

Le premier procédé est certainement plus expéditif et tout aussi sûr : la plaie superficielle guérit rapidement par première intention et la plaie profonde la suit généralement de très-près. Quant à la possibilité d'une ostéo-myélite, nous ne pouvons pas la nier, mais il faut bien dire qu'aucun chirurgien ne l'a encore rencontrée.

V^{e} *temps*. Faut-il oui ou non réunir immédiatement les bords de la plaie?

Si l'ostéotomie sous-cutanée a réussi un certain nombre de fois sans occasionner le moindre accident; si la réunion par première intention absolue sans trace de suppuration a été observée dans certains cas, peut-on rapporter ici ces succès à l'efficacité du pansement de Lister.

Nous serions tenté de l'admettre; mais il est impossible d'établir une règle générale à ce sujet, de même que l'on ne saurait conseiller la réunion immédiate comme règle absolue.

En effet, on verra par les observations qui suivent que si dans certains cas la réunion par première intention a donné d'excellents résultats, il en est d'autres (obs. IV, V, VIII) qui tout en se terminant d'une façon heureuse ont présenté un certain nombre d'accidents qui n'ont cédé qu'à la désunion, spontanée ou intentionnelle, de la plaie des parties molles. Le pansement de Lister, exécuté dans toutes ses règles, préserve d'ailleurs suffisamment la plaie du contact de l'air et la met assez à l'abri des agents qui pourraient lui être nuisibles, pour que l'on ne s'expose pas, par la réunion immédiate, à provoquer des accidents souvent formidables.

Les résultats seront sans doute moins brillants, mais le chirurgien ne s'exposera pas à compromettre la vie de son malade.

Quoi qu'il en soit, et quelque soit le mode opératoire adopté, il faut, une fois le membre redressé, le maintenir réduit dans sa bonne position.

L'appareil le plus propice à maintenir le redressement est sans contredit l'appareil plâtré. M. Herrgott (de Nancy), veut que les appareils plâtrés soient directement appliqués sur la peau. Ne vaut-il pas mieux, surtout chez les jeunes sujets, interposer entre l'appareil et la peau une légère couche d'ouate, et maintenir l'appareil au moyen d'une bande de tarlatane.

Ce procédé,comme celui du professeur Herrgott, a l'avantage de permettre de surveiller la plaie et de la panser; pas plus que lui il n'empêche l'application de la glace.

Si le redressement a été complet d'emblée, l'appareil peut-être laissé en place pendant toute la durée de la guérison.

Mais, en thèse générale, il vaut mieux s'assurer, après une quinzaine de jours, de la bonne direction des fragments, opérer, s'il y a lieu, un redressement nouveau et remettre une deuxième gouttière; au bout d'un mois environ la cicatrisation et la consolidation des fragments sont opérées.

Le moment est venu alors de remplacer la gouttière par un appareil plâtré circulaire, qu'on défait au bout d'un temps variable suivant les indications particulières à chaque cas et le degré de con solidation des os.

M. J. Bœckel a appliqué sévèrement le pansement de Listerchez ses opérés ; il est assez connu aujourd'hui pour que nous ne nous attardions pas à le décrire ; nous croyons qu'il est un utile adjuvant de l'ostéotomie et qu'il met l'opéré dans les meilleures conditions possibles ; nous ne pouvons mieux faire, pour le recommander comme complément de l'ostéotomie, que de citer les paroles de Volkmann dans son Traité sur l'ostéotomie et l'ostéoclasie :

« Je n'ai pratiqué l'ostéotomie pour incurvations rachitiques,et jusque dans ces derniers temps, que dans les cas très-graves, qui seuls pouvaient la justifier. Mais depuis que j'ai acquis dans le maniement du pansement antiseptique une sécurité qui grandit tous les jours, je me suis décidé beaucoup plus facilement et plus souvent à faire cette opération » (1).

Quelques chirurgiens notamment M. Guérin (2) ont pensé indispensable la section du tendon d'Achille et des muscles agents de la courbure et raccourcis par elle ; nous n'allons pas aussi loin et n'avons pas fait pénétrer dans notre Manuel opératoire la ténotomie et la myotomie.

Il existe des cas où la section du tendon d'Achille est nécessaire ; on en trouve des exemples dans la pratique de Bilroth et Volkmann ; mais on n'en peut faire, on n'en doit pas faire une règle absolue, et l'on guérit bon nombre d'incurvations rachitiques par l'ostéotomie, sans ajouter encore une opération de plus à toutes celles, assez graves déjà, que subit le patient.

(1) R. Volkmann (loc. cit.).
(2) Bulletin de l'Acad. de médecine, avril 1876 (lo. cit.)

SUITES ET RÉSULTATS DE L'OPÉRATION.

Voyons maintenant quelles sont les suites de l'opération.

La douleur fait entièrement défaut; on peut après avoir immobilisé le membre dans une gouttière, le soulever quelques heures après l'opération, sans que le petit malade pousse un cri ou manifeste même la moindre douleur.

La jambe quand la section de l'os a été rapide, quand le redressement n'a été ni trop long, ni trop laborieux, ne présente souvent aucun gonflement. Cette absence de tuméfaction favorise grandement la réunion par première intention; mais il ne faut pas y ajouter une trop grande importance; du reste, si la tuméfaction se présente il es facile de remédier à la tension exagérée des parties en incisant plus ou moins la bande de tarlatane qui maintient l'attelle.

La réaction fébrile (voir les observations) est presque nulle, qu'il y ait ou non réunion immédiate. La température ne s'accroît notablement que lorsqu'il y a rétention de liquide pyrogène; les observations qu'on va lire en fournissent une preuve flagrante.

Quant à la plaie, il y a en général peu de réaction pendant les premiers jours; il s'écoule un peu de sérosité sanguinolente, quelquefois l'on voit sourdre une gouttelette de pus, puis vers le 6e ou le 8e jour les bords se recouvrent de bourgeons charnus qui sécrètent un peu de pus. Les choses restent ainsi jusqu'à la guérison complète. Billroth qui n'a pas employé le pansement de Lister a plusieurs fois obtenu la cicatrisation sous-crustacée (1).

(1) *Gussenbauer* (loc. cit.)

Il faut en moyenne trois à quatre semaines pour voir s'opérer la cicatrisation des parties molles et la consolidation de l'os. Dans certains cas même la consolidation n'a pas demandé plus de quinze jours, et au bout de trois semaines le cal provisoire avait presque entièrement disparu.

Différentes causes cependant peuvent retarder la marche normale de la guérison : sans parler des consolidations tardives qui dependent de la constitution du sujet, d'une maladie intercurrente (variole, Bilroth), d'une mauvaise hygiène, il est un cas qui apporte un retard considérable à la guérison définitive.

Il peut se former des fistules qui persistent pendant des semaines et des mois. Le stylet démontre alors la présence d'une esquille ou d'un séquestre plus volumineux, comme dans un cas rapporté par Volkmann (1).

Il fut obligé de pratiquer ultérieurement l'évidement de l'os. C'est un accident fâcheux ; hâtons nous de dire qu'il est très-rare puisqu'on ne l'a observé qu'une seule fois jusqu'ici.

Une autre complication qu'ont invoquée les adversaires de l'ostéotomie c'est l'ostéo-myélite ; nous avons déjà dit qu'on n'en connaît pas un exemple à la suite de cette opération.

Tels sont les résultats immédiats de l'opération. Mais quand la consolidation est effectuée au bout d'un mois environ elle n'est pas définitive, et si le redressement est incomplet, on peut rompre le cal pour achever cette guérison. (Obs. I, II, III, IV, VI).

Une fois la guérison achevée il est indispensable de prendre certaines précautions qui empêchent le retour de la difformité.

(1) *A. Knopf.* Zur Osteotomie. Jena, 1875 (Obs. III et IV), p. 20.

A quelle époque peut-on autoriser la marche? Cette question est d'un haut intérêt, car elle permet de juger l'ostéotomie dans ses résultats définitifs. La première chose à faire pour empêcher la difformité de se reproduire est de défendre aux malades de se servir trop tôt de leur membre opéré. Aussi recommandera-t-on l'usage de béquilles.

Mais comme on a affaire le plus souvent à des enfants, il est indispensable de leur appliquer un appareil de soutien circulaire et de le faire remonter assez haut pour qu'il entrave la marche. On agira sagement aussi en ne laissant pas quitter au petit malade l'hôpital (si c'est là qu'il a été opéré) de très-bonne heure afin de l'avoir sous les yeux et de le surveiller de près. Si l'enfant a été traité chez ses parents, ceux-ci veilleront à ce que les recommandations du chirurgien ne soient enfreintes en aucune façon.

En général, après six semaines et deux mois l'appareil peut être enlevé et la marche permise sans que l'on fasse courir de risques à l'enfant.

Tous les auteurs s'accordent sur ce point.

Bilroth seul a vu l'incurvation se reproduire et une seule fois ; et encore cet accident tient-il peut-être à ce que l'opération fut pratiquée trop tôt (V. Gussenbauer, loco citato), quoique ce célèbre chirurgien de Vienne l'attribue à l'alimentation insuffisante et aux mauvaises conditions hygiéniques auxquelles l'enfant était exposée. Chez tous les autres opérés de Bilroth la marche était possible au bout de quarante jours et chez aucun il n'y a eu de déviation consécutive ; ces résultats de Bilroth concordent parfaitement avec ceux du Dr Bœckel et des autres chirurgiens qui ont pratiqué l'ostéotomie. Le Dr J. Bœckel a revu ses opérés plusieurs mois et quelques-uns même deux ans et demi après l'opération ; chez tous le résultat obtenu s'était maintenu, chez aucun la déviation ne s'était reproduite.

OBSERVATIONS

Obs. I et II. — *Incurvation rachitique des deux jambes (jambes torses); ostéotomie double des tibias à huit jours d'intervalle; guérison et redressement complets en deux mois.* (Clinique du Dr J. Bœckel, à l'hôpital civil de Srasbourg.)

La petite Marie Dick, âgée de 7 ans, habitant Strasbourg, nous est amenée, le 8 octobre 1874, pour une incurvation rachitique des deux jambes (jambes torses).

Sa taille au-dessous de la moyenne de son âge, ses extrémités noueuses, sa peau fine et transparente, son teint pâle et cachectique indiquent clairement son origine. Née de parents pauvres et relativement bien portants, soumise à une hygiène et à une alimentation peu favorables à son développement, elle n'a pourtant jamais fait de maladie grave. Au dire de la mère elle n'aurait appris à marcher qu'à l'âge de 2 ans et demi; depuis lors sa démarche est devenue de plus en plus oscillante ; aujourd'hui elle renverse fortement les pieds sur le bord externe. La mère, craignant une aggravation du mal, demande à grands cris un remède contre la difformité. Nous lui exposons qu'il faudra casser les jambes de sa fille, et qu'à ce prix seul on pourra la redresser. Elle consent, non sans quelque peine, à l'opération et se décide à faire entrer sa fille dans notre service hospitalier.

Le 10 octobre 1874 on pratique l'opération. L'anesthésie chloroformique obtenue, je pratique, sur la face interne du tibia droit, à 4 travers de doigt au-dessus de la malléole interne, une incision verticale de 2 centimètres et demi, intéressant le périoste et allant jusqu'à l'os. L'hémorrhagie capillaire qui se produit est arrêtée au moyen d'une boulette de charpie imbibée d'eau de Pagliari. Le périoste est ensuite décollé au moyen de la rugine d'Ollier, dans l'étendue voulue pour permettre le passage du ciseau ; la section de l'os est commencée à l'aide de cet instrument et du maillet. Une planchette à été fixée sous la jambe pour opposer une résistance plus forte aux chocs des instruments.

Arrivé à une certaine profondeur, j'essaye de retirer le ciseau il est profondément enclavé dans la substance osseuse. Des coups réitérés sur le manche n'arrivent pas à le dégager, et dans un effort malheureux je brise son extrémité tranchante qui reste solidement fixée dans l'os. Impossible de la découvrir; je continue la section avec un ciseau plus fort et plus large, en ayant soin de le retirer de temps en temps pour constater les progrès de la section.

Lorsque je juge que la plus grande partie de la diaphyse est entamée, je fais des tentatives de redressement; bientôt le tibia cède, la fracture se produit avec une crépitation perçue par les assistants. Le bout de ciseau resté dans l'os ne se retrouve pas malgré les recherches les plus minutieuses, et force est de l'abandonner au milieu des tissus divisés.

Le péroné n'est pas atteint par le ciseau; je me borne à le redresser à l'aide des mains, ce qui se fait aisément. L'écartement entre les deux fragments du tibia divisé mesure 2 centimètres. Une boulette d'alcool phéniqué, déposée pendant deux ou trois minutes au fond de la plaie fait cesser le suintement sanguinolent. Une suture entortillée faite au moyen de cinq épingles fines unit les bords de la plaie cutanée, et une mince couche de collodion est appliquée sur les fils. Je place ensuite le membre dans une gouttière plâtrée postérieure qui remonte jusqu'au dessus du genou, sans forcer le redressement. Une vessie de glace recouvre la demi-circonférence antérieure laissée à découvert.

Pendant toute la durée de l'opération on a pulvérisé un jet d'alcool phéniqué suivant la méthode de Lister.

Le 11 octobre, au matin, le membre est gonflé et luisant; la petite opérée a eu, du reste, peu de réaction; la température du matin est de 36°,5; celle du soir est de 37°,4. Sauf quelques vomissements dus au chloroforme, elle a bien passé la nuit, grâce à une injection d'un demi-centigramme de morphine; j'enlève les épingles 24 heures après l'opération et laisse les fils en place. Une certaine quantité de sérosité, fortement sanguinolente, s'échappe sur le trajet des épingles. Pour maintenir et assurer la réunion, j'applique une petite bande de mousseline collodionée par-dessus la plaie.

Le 12 octobre, la petite opérée n'éprouve que peu de douleurs; la journée du 11 a été calme; ce matin le gonflement de la jambe a un peu augmenté. Température du matin, 37°,1 ; température du soir, 37°,2. On ne touche pas à la jambe. La petite Marie demande à manger.

Les jours suivants la température oscille entre 36°,8 et 37°,2. L'état de l'opérée est satisfaisant, ce qui nous engage à entreprendre le redressement de la jambe gauche.

Le 17 octobre je pratique cette deuxième opération que j'exécute absolument comme la première ; seulement, cette fois-ci, la section porte sur toute l'étendue du cylindre osseux, ce qui rend la cassure du tibia plus nette et plus régulière. Le péroné n'est pas entamé, et ici encore il suffit de quelques pressions exercées dans le sens de la convexité de la courbure osseuse pour amener le membre dans une direction parfaitement rectiligne. L'écartement des deux fragments du tibia mesure, comme la première fois, 2 centimètres.

On achève l'opération en faisant une suture entortillée et en plaçant le membre dans une gouttière plâtrée. Je profite du sommeil chloroformique pour redresser davantage la jambe opérée le 10. Au moment d'enlever la bandelette collodionnée qui recouvre la ligne de réunion, un flot de pus, évalué à une demie-cuillerée à café, s'écoule par une petite ouverture qui s'est formée au centre de l'incision. Des deux côtés existent des ampoules remplies d'une sérosité rougeâtre due à l'action du collodion.

L'appareil plâtré est enlevé, et quelques légères pressions sont exercées sur le membre dans le sens opposé à l'incurvation ; la plaie se désunit dans toute son étendue. La désunion est toute superficielle ; les parties profondes semblent adhérer entre elles. La jambe est étendue dans une nouvelle gouttière plâtrée, et la plaie est recouverte d'un linge phéniqué.

Le 18, la petite a été très-péniblement influencée par le chloroforme ; elle a eu plus de vomissements pendant la nuit. Ce matin elle n'accuse que peu de douleur. On enlève les épingles et on fixe une bandelette de mousseline collodionnée sur la ligne de réunion. Temp. du matin, 37°,7 ; temp. du soir, 38°,3.

Le 19. Temp. du matin, 38°, temp. du soir, 38°,6. La plaie de la jambe droite suppure très-peu, la désunion ne gagne pas en profondeur, la jambe gauche est légèrement tuméfiée.

Le 20. Temp. m., 38°,4 ; temp. s., 38°,5.

Le 21. Faible suppuration à droite. On enlève la bandelette

collodionnée à gauche, la réunion est parfaite. Apyrexie, on suspend la glace.

Le 22. A droite la plaie tend à se cicatriser, à gauche la réunion se maintient.

Les jours suivants la température oscille entre 36°,8 et 37°,4 ; le soir, état général très-satisfaisant.

Le 5 novembre la plaie du tibia droit est entièrement cicatrisée ; la réunion s'est maintenue à gauche.

Le 7 novembre, c'est-à-dire trois semaines après la deuxième opération, on enlève les deux gouttières ; la consolidation est parfaite des deux côtés, mais le cal n'est pas encore très-solide : aussi on profite de cette circonstance pour chloroformiser la malade et la redresser complètement encore. Deux appareils plâtrés circulaires sont appliqués aux deux jambes, maintenues dans une position rectiligne. La chloroformisation est continuée jusqu'à la dessiccation complète du plâtre.

Le 1er décembre la petite opérée marche aux béquilles avec ses appareils ; on les laisse en place jusqu'au 10. Le 17 décembre elle marche sans béquilles ; sa démarche est encore oscillante, mais elle pose les pieds à plat ; le redressement des jambes est aussi complet que possible.

Six mois plus tard nous revoyons notre petite opérée ; le redressement s'est parfaitement maintenu, la démarche est naturelle.

Obs. III. — *Incurvation rachitique des deux os de la jambe ayant occasionné un pied valgus ; ostéotomie du tibia ; guérison et redressement complets en quatre semaines.* (Par le doct. J. Bœckel.)

Le 30 mai 1875 la femme D... amène à la visite de M. le Dr J. Bœckel, sa petite fille, âgée de 6 ans, atteinte d'une courbure anormale de l'extrémité inférieure de la jambe gauche avec déviation du pied en dehors. L'incurvation est située à deux travers de doigt au-dessus de l'extrémité inférieure du tibia ; elle porte sur les deux os de la jambe et correspond à un point un peu plus élevé que la ligne de jonction de l'épiphyse avec la diaphyse. La courbe de la jambe, au lieu d'être à concavité interne, comme à l'état normal, est à concavité externe. Il en est résulté une déviation du pied, en dehors, très-prononcée. Son bord externe est dirigé en haut et n'appuie presque pas sur le sol ; son bord interne supporte seul le poids du corps. Les malléoles sont, du reste, notablement épaissies ; il en est de même de la partie interne de l'astragale. Le membre inférieur gauche, mesuré depuis l'épine iliaque antéro-supérieure jusqu'à l'extrémité inférieure de la malléole interne, a 17 centimètres de long; à droite le membre a 18 centimètres de long. Tous les muscles de la jambe se contractent bien.

La démarche de l'enfant est oscillante, ce qui s'explique par le raccourcissement du membre incurvé et par les efforts qu'elle fait pour appliquer sur le sol la plante du pied, ce qui lui est, du reste, presque impossible.

La petite D... présente, outre cette incurvation, les signes d'un rachitisme assez prononcé; les extrémités supérieures sont noueuses ; il y a des nodosités à la jonction des côtes avec les cartilages costaux.

La mère, demandant à ce qu'il fût remédié à l'incurvation de la jambe, M. le Dr J. Bœckel fait entrer la petite D... dans le service du docteur Eugène Bœckel, dont il avait la suppléance (salle 34, n° 15).

L'opération est pratiquée le 1er juin.

1er juin. L'anesthésie chloroformique obtenue, on fait, à l'aide des mains, des tentatives vaines de redressement. Saisissant alors le bistouri, M. Bœckel pratiqua une incision verticale sur la face interne du tibia gauche, de 0^{m},007 de longueur à 0^{m},035 au-dessus de l'extrémité inférieure de la malléole interne. Du premier coup de bistouri on atteint l'os en divisant le périoste que l'on rugine un peu de chaque côté; puis un ciseau droit, de 3 millimètres de large, est introduit transversalement jusque sur le tibia, et la section commence par quelques coups de maillet. Le ciseau retiré on essaya d'achever la fracture avec les mains, mais l'os est encore trop résistant. Après quelques nouveaux coups de maillet l'os cède, la fracture est complète; l'écartement entre les deux fragments, une fois le redressement opéré, est d'environ 1 centimètre. On éponge la plaie et on en réunit les lèvres au moyen de quatre sutures entortillées dont on collodionne les fils de coton.

Ces divers temps ont été exécutés sous un sujet de solution phéniquée. On suspend à ce moment la pulvérisation d'acide phénique on applique le silk et la mousseline de Lister sur la plaie réunie et on place le membre dans une gouttière plâtrée postérieure, en opérant le redressement pendant la dessiccation du plâtre. Vessie de glace sur le siége de l'opération. Dans l'après-midi l'enfant est calme, malgré un petit accès de fièvre. T. 38°,5.

Le 2 juin. T. matin, 37°,5. On enlève les épingles; au même moment les lèvres de la plaie se désunissent et un liquide séro-sanguinolent s'en échappe.

On les rapproche à l'aide de bandelettes de mousseline collodionnées. Pansement de Lister ; le soir, température de 38°,2 ; un peu de suintement sanguinolent force à renouveler le pansement.

Le 3 juin. T. matin, 37°,5. T. du soir, 37°9. L'enfant n'accuse pas de douleurs ; et mange avec appétit ; on ne fait qu'un pansement.

Le 4 juin. T. matin, 37°,3. T. soir, 37°,5. On enlève les bandelettes collodionnées et on laisse la plaie béante. Suppuration très-faible.

Le 6 juin. T. matin, 37°,3. T. soir, 37°,5.

Le 7 juin. T. matin, 36°,5. On enlève l'appareil plâtré pour compléter le redressement. La crépitation est encore très-nette ; application d'une nouvelle gouttière plâtrée.

Le 13 juin. La plaie est toute superficielle ; on ne renouvelle le pansement que tous les quelques jours.

Le 16 juin. On chloroforme la petite opérée et on achève le redressement après avoir levé l'appareil ; on perçoit encore de la crépitation pendant les manœuvres. Une petite croûte recouvre la plaie ; on applique, après l'avoir enlevée, un petit carré de diachylon. Puis on entoure le membre d'un appareil plâtré circulaire.

Le 1er juillet on enlève l'appareil; le redressement est complet, la consolidation parfaite; l'enfant commence à marcher. Pour plus de précautions on remet un léger appareil avec lequel l'enfant marche.

Le 15 juillet on l'enlève et l'enfant marche seule; le succès est complet et la petite D... quitte l'hôpital en parfait état.

Obs. IV. — *Incurvation rachitique des deux jambes. Ostéotomie pratiquée sur la jambe droite par le Dr Bœckel; guérison et redressement complets en quatre semaines.*

Gratilius (Marie), âgée de 2 ans, entre le 14 juillet 1874 au n° 21 de la salle 34.

C'est une petite fille chétive, présentant tous les caractères du rachitisme. Gonflement des épiphyses du radius et du cubitus des deux côtés, nouûre des côtes, poitrine en carène. Les extrémités inférieures présentent l'aspect suivant : La jambe droite est fortement incurvée en dehors de telle façon que le pied repose sur le sol par son côté externe. La courbure est surtout prononcée à la jonction du quart inférieur avec les 3/4 supérieurs.

La rotule est déviée en dehors et le genou présente un varus prononcé.

La jambe gauche est incurvée dans le sens antéro-postérieur et le talon, par suite, fait une forte saillie en arrière, mais lorsque l'enfant marche elle pose le pied à plat sur le sol.

Ne croyant pas le redressement possible en appliquant des appareils, M. Eug. Bœckel propose à la mère d'opérer la jambe droite, ce à quoi elle consent volontiers ; l'opération est fixée au 21 juillet 1874.

Le 21 juillet. L'enfant étant chloroformée, on pratique à 3 centimètres au-dessus de la malléole externe une incision de 2 centimètres de long. Le périoste est divisé et récliné ; on sectionne le péroné à l'aide du ciseau et du maillet et on réunit la plaie à l'aide de trois sutures entortillées; la même opération est pratiquée sur le tibia. La suture faite on collodionne les fils de coton et on retire les épingles. Pour plus de précaution on place en travers de la plaie une bandelette de mousseline collodionnée. Le membre redressé est placé dans une gouttière plâtrée, maintenue à l'aide d'une bande de tarlatane. Vessie de glace.

Le 22. Peu de réaction. T. 38°, le soir.

Le 23. Gonflement peu notable de la jambe. T. soir, 37°9 ; un peu de désunion de la plaie, pas de suppuration; on supprime la glace et on la remplace par un enveloppement d'ouate.

Jusqu'au 27 juillet l'état de la petite opérée est tout à fait satisfaisant; elle n'a aucune élévation de température, aucune douleur et son appétit est excellent.

Le 1er août. On chloroforme la petite fille, et on enlève l'appareil plâtré ; les plaies sont parfaitement réunies ; il n'y a pas eu la moindre trace de suppuration. Le redressement est déjà notable ; pour le compléter, M. Bœckel prend le pied d'une main, le haut de la jambe de l'autre et reproduit la fracture. Puis, tandis qu'un aide maintient la jambe redressée, il applique un appareil plâtré circulaire, avec lequel l'enfant quitte l'hôpital.

Le 17. L'opérée est de nouveau amenée à l'hôpital. L'appareil enlevé on constate la consolidation de la fracture et la rectitude parfaite du membre. La marche est encore timide ; mais le pied pose à plat sur le sol.

Le 23. La petite Gratilius marche seule, sans béquilles.

Obs. V, VI et VII.— *Déviation angulaire congénitale du tibia gauche. Ostéotomie simple pratiquée à deux reprises différentes, guérison. Redressement nul. Ostéotomie cunéiforme consécutive. Redressement complet.*

Waimann (Jacques), 18 mois, né à Obermodern (Alsace), est amené le 12 mars 1875 à l'hôpital civil de Strasbourg (service de M. Eug. Boeckel). C'est un enfant très-chétif, n'ayant pas encore été malade et ne présentant aucune trace de rachitisme ou de scrofule; il est venu au monde avec une forte déviation angulaire de la jambe gauche et une conformation vicieuse des deux pieds. A l'examen, on trouve qu'un peu au-dessus de son milieu la jambe gauche forme un angle assez fortement saillant en avant et un peu en dedans. Il n'existe qu'un seul os à cette jambe : le tibia ; le péroné manque. L'angle ouvert en arrière mesure 35° ; à son sommet on constate une petite cicatrice adhérente, qui, au dire de la mère, existait à la naissance. Par suite de cette déviation angulaire, le membre gauche est raccourci de 1 demi-centimètre. Le pied du même côté présente quatre orteils dont les deux du milieu sont soudés; les os du tarse ne peuvent être distingués : l'extrémité postérieure du calcanéum est dirigée en haut et en arrière par suite d'une forte rétraction du tendon d'Achille.

A droite, le pied se termine en pointe et n'est pourvu que de deux orteils dont l'un est le gros ; les os du tarse sont difficiles à reconnaître. Le péroné manque comme à gauche. L'enfant peut marcher avec une légère claudication. Le pied droit appuie normalement sur le sol et exécute assez bien les mouvements de flexion et d'extension. A gauche, le pied est renversé en valgus et l'enfant prend point d'appui sur le côté interne de la plante du pied. Le côté externe est déjeté en dehors et en haut.

La mère de l'enfant demandant à ce qu'il soit remédié

à la courbure du tibia, dont l'origine paraît être une fracture pendant la vie intra-utérine, M. E. Bœckel se propose d'en opérer le redressement en pratiquant l'ostéotomie sous-cutanée du tibia.

Le 15. L'enfant étant chloroformé, M. Bœckel fait au niveau de l'angle décrit et au côté interne du tibia une incision de 13 millimètres, parallèle à l'axe du membre. Il pénètre du premier coup presque à l'os, en traversant le périoste. Celui-ci décollé et récliné on passe à la section du tibia au moyen du ciseau et du maillet; l'os est dur et ne cède qu'au bout d'un certain temps. On obtient alors de la mobilité latérale, mais la mobilité antéro-postérieure est nulle. On s'arrête alors et on place trois sutures entortillées sur l'incision ; on collodionne les fils, et après dessiccation on retire les épingles. Les lèvres de la plaie se disjoignent et on est obligé de recommencer la suture en laissant cette fois les épingles en place. On opère le redressement le plus possible et on applique une gouttière plâtrée.

Le 17. L'enfant a peu souffert, il n'a pas de température. On ouvre l'appareil au niveau de la plaie et on retire les épingles. La réunion s'est opérée; pour l'assurer, on place sur elle des bandelettes de mousseline que l'on collodionne.

Le 18. La réunion s'est maintenue, on renouvelle les bandelettes.

Le 24. On enlève l'attele plâtrée ; il y a toujours de la mobilité latérale, et malgré la cloroformisation on n'obtient aucun résultat dans le sens antéro-postérieur et l'on désunit un peu la plaie par les manœuvres; pansement aux bandelettes de mousseline collodionnée.

Le 31. La mobilité latérale existe encore; mais aucun mouvement ne peut-être exécuté dans le sens antéro-postérieur. M. Eug. Bœckel pensant que le tendon d'Achille par sa rétraction empêche le redressement du membre, pratique la ténotomie en vue d'une seconde opération d'ostéotomie.

Le 3 avril. Mobilité latérale moindre; plaies totalement fermées, aucune mobilité antéro-postérieure. L'enfant étant de nouveau anesthésié, M. Bœckel renouvelle l'ostéotomie du tibia, en agissant cette fois au sommet de l'angle et en mettant à profit la méthode antiseptique de Lister. Une incision de 0 m. 02 de long est pratiquée sur le sommet de l'angle, suivant l'axe du membre et poussée jusqu'à l'os. Le périoste décollé est récliné, et la section osseuse faite comme précédemment avec le ciseau et le maillet dans le sens transversal. L'os, considérablement raréfié à la suite de la première opération, se laisse facilement sectionner. Comme la première fois on obtient de la mobilité latérale, mais le redressement n'est pas possible. Trois sutures entortillées réunissent les lèvres de l'incision. Le pansement de Lister est appliqué et le membre immobilisé dans une gouttière plâtrée postérieure.

Le 4. L'enfant ne se plaint pas.

Le 5. La mousseline est traversée par un peu de sérosité venant de la plaie réunie. On retire les épingles dans un jet de vapeur d'eau phéniquée et on les remplace par des bandelettes de mousseline collodionnées. Autour de la ligne réunion la peau est légèreme . rouge ; en pressant on fait soudre une petite quantité de pus contenue dans la plaie. Nouveau pansement de Lister.

Le 6. Il ne s'écoule pas de pus à la pression que l'on exerce en renouvelant le pansement.

Le 8. On enlève les bandelettes collodionnées et on applique un nouveau pansement de Lister qu'on renouvelle tous les deux jours à partir de cette époque.

Le 16. Les plaies sont complètement fermées.

Le 24. La mobilité latérale a beaucoup diminué ; on fait une troisième tentative de redressement : l'enfant étant chloroformé, on place la face postérieure de la jambe sur une attèle de bois résistante, et après avoir mis sur l'angle saillant deux feuilles d'amadou on frappe avec un marteau sur cet angle, mais sans succès. M. Bœckel appuie ensuite fortement la paume de la main sur le même angle et exerçant une forte pression de haut en bas tente le redressement. Le résultat est nul.

Il ne reste plus qu'à tenter la résection cunéiforme du tibia qu'on ne pourra faire qu'après la consolidation complète des fragments.

Le 29. L'enfant quitte l'hôpital.

Il rentre dans les premiers jours de novembre 1875 ; on pratique l'ostéotomie cunéiforme complète ; on fait la section d'une tranche entière de la diaphyse du tibia en forme de trapèze. Redressement. Appareil plâtré. Pansement de Lister. Réunion immédiate partielle.

Réaction vive les jours suivants : érysipèle ; on désunit les bords de la plaie, presque aussitôt la chute de la température se manifeste.

Le redressement est complet et la guérison est achevée au bout de deux mois.

Obs. VIII. — *Pied valgus rachitique à gauche. Ostéotomie du tibia et du péroné pratiquée dans la même séance. Pansement de Lister. Guérison et redressement complets en un mois. A droite genou valgus. Redressement d'après Delore (de Lyon). Décollement du fémur jusqu'au niveau du petit trochanter. Abcès multiples. Drainages. Série d'accident graves. La guérison s'effectue néanmoins sans élimination de séquestres ; elle est complète au bout de quatre mois.*

Marie Dubois, âgée de 3 ans, né à Wassersuhl (Lorraine), nous est amenée le 13 juin 1875 pour un vice de conformation de la jambe gauche. Elle est forte, n'a jamais été malade, mais présente des nouûres rachitiques prononcées sur les côtes ainsi qu'un ventre assez volumineux.

Sa mère raconte qu'elle n'a commencé à marcher qu'à l'âge de 2 ans. Il y a environ dix mois elle a remarqué que l'enfant en marchant déjetait les jambes et les pieds en dehors, et qu'à gauche l'extrémité inférieure des os s'incurvait aussi en dehors. Cette incurvation augmentant de jour en jour les parents se décidèrent à amener l'enfant à Strasbourg.

Etat actuel. A l'examen on constate : genoux valgus, à droite et à gauche ; à droite, l'angle obtus formé par la jambe sur la cuisse mesure 140, à gauche 150.

La longueur des extrémités inférieures mesurée de l'épine iliaque antérieure et supérieure à la pointe de la malléole interne est à droite de 0 m. 35, à gauche de 0 m. 36.

Les deux fémurs sont un peu incurvés dans le sens antéro-postérieur. La jambe droite est normale quant à sa conformation, et le pied est bien dans l'axe du membre. A gauche, au niveau du cartilage épiphysaire inférieur, il existe un angle ouvert en dehors, situé à 0 m. 35 au-dessus de la malléole externe ; au côté interne la malléole fait une forte saillie. Le pied est dans l'abduction et présente la variété de pieds bots, dite pied bot valgus. Enfin les deux genoux étant rapprochés, on peut amener en contact les malléoles internes. A gauche la malléole mesure 0 m. 035 d'épaisseur et à 0 m. 03 au-dessus d'elle le tibia en a 0 m. 02.

Dans la marche, le pied gauche est déjeté fortement en dehors et appuie surtout sur son côté interne.

Deux indications sont à remplir dans ce cas : 1° redresser le valgus à droite ; 2° corriger la déviation angulaire de la jambe gauche.

Dans le premier cas, M. le Dr J. Bœckel se propose d'opérer le redressement en détachant par la pression brusque l'épiphyse fémorale inférieure de sa diaphyse, d'après le procédé de Delore (de Lyon). Quant à opérer à l'aide des mains le redressement de la jambe gauche, l'âge de l'enfant semble déjà trop avancé pour le permettre. L'ostéotomie du tibia et du péroné offre plus de chances de succès.

Le 14, jour de l'entrée de l'enfant à l'hôpital, M. J. Bœckel procède à l'opération.

Marie Dubois étant complétement anesthésiée, on exerce à l'aide des mains une forte pression de dehors en dedans sur la jambe droite pour arriver à rompre l'épiphyse du fémur. Ce résultat obtenu on exagère la courbure de la jambe en dedans, puis maintenant le membre dans cette position on applique un appareil plâtré circulaire.

A ce moment l'enfant pâlit, respire très-mal, et comme la respiration a de la peine à se rétablir, on remet l'ostéotomie au lendemain. T. s. 37.8.

Le 15. L'enfant étant de nouveau chloroformée, M. le Dr J. Bœckel pratique sous un jet de vapeur d'eau phéniquée une incision de 0 m. 02 de long sur la crête du tibia gauche à 0 m. 35 au dessus de la malléole interne.

L'incision comprend les parties molles et le périoste que l'on décolle ensuite du dehors en dedans. A l'aide d'un petit ciseau droit et du maillet on divise l'os complètement. La crépitation perçue en imprimant des mouvements à l'os indique que ce résultat est obtenu. Cinq sutures entortillées réunissent les lèvres de la plaie entamée.

La même opération est répétée sur le péroné au même niveau que la première, et se passe exactement de la même manière. On réunit aussi les lèvres de l'incision avec des épingles.

Après avoir nettement constaté la mobilité latérale, on maintient la jambe dans le redressement le plus complet possible et on applique une gouttière plâtrée postérieure que l'on fixe avec des bandes de tarlatane. On y pratique une fenêtre et on applique un pansement de Lister sur les deux réunions. Vessie de glace.

Le 16. M. T. 38,4. On renouvelle le pansement, on collodionne les fils de coton qui ont servi aux sutures, puis on retire les épingles; pour maintenir la réunion on place encore sur les fils de coton des bandelettes de mousseline collodionnées ; sur le péroné il se fait un petit suintement séro-sanguin à la partie inférieure de la réunion. T. S. 39,1.

Le 17. M. T. 39. L'enfant accuse des douleurs dans la jambe gauche. Elle a des vomissements très-fréquents, ne mange pas et n'est pas allée à la selle depuis trois jours. On enlève le pansement et on constate sur le tibia et le péroné un suintement abondant; on laisse les bandelettes en place ; la jambe du reste ne présente qu'un minime gonflement.

(Injection de lactate de quinine (1|10),20 divisions de la seringue de Pravaz).

Renouvellement du pansement de Lister matin et soir.

T. S. 40,3. La mousseline et les fils de coton sont entraînés avec les pièces du pansement ; les plaies sont désunies, étalées, et couvertes, surtout celle du tibia d'un liquide séro-purulent. On les lave et on réapplique le pansement de Lister.

Le 18. M. T. 38,2. Nuit très-agitée, délire ; le gonflement de la jambe n'a pas augmenté et il n'existe aucune rougeur. A droite les douleurs sont nulles. Injection de quinine. T S., 38,5.

Le 19. T. M. 37,5. Les douleurs persistent mais la suppuration étant peu abondante on ne touche pas au pansement. On suspend les injections de quinine et on donne du sirop diacode le soir. T. S. 38,8.

Le 20. T. M. 36,9. La nuit a été plus calme, mais le matin la petite opérée se plaint vivement de la hanche droite. De ce côté, en effet le bassin est remonté, déjeté à gauche et en arrière il existe une ensellure très-prononcée. Le membre inférieur droit semble raccourci par suite, mais le raccourcissement n'est qu'apparent; l'examen de l'articulation est remis au 21. T. S. 38,1.

Le 21. T. M. 37,9. On chloroforme l'enfant et on enlève l'appareil plâtré; on examine l'articulation et on ne constate aucune lésion. Les mouvements du membre sont normaux, l'articulation coxo-fémorale semble ne pas être en jeu. On applique un nouvel appareil plâtré embrassant le bassin.

A gauche, les plaies sont pâles et peu granuleuses, la suppuration n'est pas très-abondante, aussi ne renouvelle-t-on le pansement que tous les deux jours. T. S. 39,3.

Le 23. M. T. 38. Les plaies prennent meilleur aspect et le bourgeonnement est plus actif; les douleurs ont à peu près disparu et l'enfant commence à reprendre et à manger avec appétit. T. S. 38,7.

Le 29. T. M. 37. Depuis le 23 la température n'a qu'une seule fois atteint 39°.

A gauche, la gouttière plâtrée étant salie, on endort l'enfant et on en applique une autre en maintenant le redressement pendant la dessiccation du plâtre. Il y a encore un peu de mobilité latérale; les plaies se rétrécissent et n'offrent rien de particulier. T. S. 39,3.

3 juillet. Les bourgeons présentent un aspect blafard et depuis quelques jours l'état des plaies est stationnaire; on y passe le crayon de nitrate d'argent et on continue le pansement de Lister tous les deux jours. T. S. 39,3.

Le 7. M. T. 37,5. La température du soir atteint 39°. Depuis le 3 juillet la plaie n'est pas changée d'aspect. La cicatrisation est insensible. La suppuration est aussi plus abondante; du côté du péroné elle semble venir des parties profondes.

Le 10. On enlève l'appareil qui entoure le membre inférieur droit et le bassin; la consolidation n'étant pas encore obtenue on applique un appareil léger, n'embrassant pas le bassin. T. S. 39,6.

Le 11. A gauche, les granulations perdent leur aspect blafard et le travail de la cicatrisation s'opère de nouveau. T. S. 39,2.

Le 13. T. M. 38,2. L'appareil plâtré du membre droit, à sa partie supérieure, semble irriter la peau de la cuisse qui est très-sensible au toucher. Il existe de la tuméfaction à cet endroit. On relâche l'appareil.

Le 14. Les plaies sont à peu près cicatrisées. Les bourgeons qui restent sont cautérisés au nitrate d'argent. Néanmoins le pansement de Lister est continué.

Le 15. T. M. 35,2. A la partie supérieure de la cuisse droite il existe une fluctuation très-nette et très-étendue. La présence de pus en cet endroit rend compte de la température élevée du soir.

On ponctionne l'abcès avec l'aspirateur de Dieulafoi, mais on ne ramène que très-peu de pus. T. S. 39,3.

Le 16. M. le Dr J. Bœckel se décide à drainer le foyer purulent. On chloroforme l'enfant, puis on fait une première incision à la partie supérieure et externe de la cuisse, entre le tenseur du fascia-lata et le couturier: la sonde cannelée tombe dans un vaste foyer, d'où s'écoule un flot de pus sanieux et fétide. Une deuxième incision est faite à la face interne de la cuisse, un peu au-dessus de l'anneau des adducteurs. Le trajet entre les deux incisions est drainé et le tube de caoutchouc fixé à l'aide d'un fil. La quantité de pus évacué est d'environ 500 gr. La sonde cannelée était arrivée sur l'os dénudé ; pour se rendre compte des lésions osseuses on introduit le doigt à travers les incisions et on arrive sur le fémur dénudé dans la moitié de sa circonférence et sur une étendue d'environ 5 à 6 cent , à la jonction du quart supérieur avec les trois-quarts inférieurs de l'os. On examine de nouveau l'articulation coxo-fémorale, mais on trouve tous les mouvements possibles et normaux ; la rotation seule semble un peu limitée ; on établit sur cette jambe une traction de sparadrap supportant d'abord 1 demi - kilogramme.

Le 16. On enlève la gouttière de la jambe ostéotomisée, les plaies sont presque complètement fermées et il n'existe plus de mobilité latérale ou antéro-postérieure. On passe le crayon de nitrate d'argent sur les bourgeons qui existent aux deux plaies, on les recouvre d'un silk et on applique un appareil plâtré circulaire. T. S. 39,1.

Le 17. M. T. 38,2. A droite, suppuration très abondante, ayant traversé toutes les pièces du pansement que l'on renouvelle ; moins de douleurs. T.S. 40°.

Le 18. T. M. 38,3. Un peu de rougeur autour des incisions ; dans la crainte d'un érysipèle on fait un léger badigeon de teinture d'iode et de noix de galle. T. S. 38,6.

Le 19. T. M. 38°. La suppuration étant abondante on renouvelle le pansement trois fois par jour. T. S. 38,1.

Nous ne décrirons pas toutes les phases que traversa la petite Marie. Nous ajouterons simplement qu'elle passa à travers une série d'accidents graves, résultant de la formation d'abcès sur tout le trajet de la cuisse, tant dans la profondeur qu'à la superficie. Des contre-ouvertures et des drainages multiples devinrent nécessaires.

La petite Marie s'affaiblissait à vue d'œil : elle refusait toute nourriture, était en proie à une fièvre intense et paraissait vouée à une mort certaine.

Grâce à une série d'interventions des plus énergiques et des plus soutenues on triompha de ces accidents. Le fémur se recouvrait entièrement au bout de quatre mois ; les forces et l'appétit revinrent : la cuisse se consolida au bout de ce temps et la petite opérée put être renvoyée dans ses foyers vers le 20 octobre. La jambe ostéotomisée a conservé une bonne direction, comme nous avons pu le vérifier depuis.

CONCLUSIONS.

En finissant, nous ne pouvons que conclure en faveur de l'ostéotomie, appliquée aux courbures des membres et aux cals anguleux d'origine rachitique.

Cette opération n'offre pas la gravité qu'on lui a prêtée : en effet sur 68 cas d'ostéotomie nous n'avons pas à citer un seul cas de mort.

Ces résultats, dus à la pratique d'une foule de chirurgiens de mérite, demandent à fixer l'attention sur une opération qui peut rendre d'aussi signalés services.

Nous répétons qu'il est difficile d'assigner un moment précis à l'opération et de désigner d'avance ce moment : le chirurgien est seul juge de l'opportunité de l'ostéotomie, mais il ne doit la pratiquer, comme le veulent MM. Le Fort, Messenger Bradley (1), Volkmann, d'Espine et

(1) The Lancet, 21 juillet 1877, p. 78. *Bulletin de thérapeutique* de Le Fort, p. 237, 30 sept. 1877.

Picot (1), Wahl, Bœckel, etc., que lorsque les cas de courbure rachitique ont résisté aux bandages,et aux appareils, ainsi qu'aux manipulations forcées pratiquées sous l'influence du chloroforme, qu'ils gênent les fonctions du membre et que les parents des enfants lui ont donné leur plein et entier consentement.

Il nous semble que l'ostéotomie doive être préférée à l'ostéoclasie mécanique, qui nous paraît plus nuisible qu'utile, surtout maintenant que l'on a dans le pansement de Lister un adjuvant si précieux.

La section de l'os sera faite avec le ciseau et le maillet ; la section linéaire suffit dans les incurvations latérales; la section cunéiforme est indispensable dans les incurvations antéro-postérieures. Le redressement s'opérera immédiatement; le pansement de Lister sera employé dans toute sa rigueur; une gouttière plâtrée maintiendra le membre dans la bonne position jusqu'à la consolidation des fragments.

L'opération est suivie d'une réaction très-faible et souvent nulle.

La guérison est ordinairement terminée au bout d'un mois.

Un appareil circulaire soutiendra le membre quand la consolidation définitive sera établie, et au bout de six à huit semaines la marche sans soutien ni béquilles est possible.

Telles sont les réflexions que nous a inspirées l'étude de l'ostéotomie appliquée au redressement des courbures rachitiques des membres. Nous sommes convaincu de l'efficacité de cette opération et des services qu'elle rendra et qu'elle a déjà rendus à de pauvres êtres, dont beaucoup

(1) *D'Espine et Picot.* Manuel pratique des maladies de l'enfance. Paris, 1877, p. 153.

seraient condamnés à vivre sans elle avec des difformités souvent affreuses et toujours gênantes.

Nous espérons que grâce aux resultats brillants obtenus par les chirurgiens d'outre-Rhin et d'outre-Manche, les chirurgiens français tenteront à leur tour l'ostéotomie et rendront à la chirurgie française une opération qui est bien à elle et qui, suivant l'expression pittoresque de M. Guérin, nous revient aujourd'hui réimportée de l'étranger.

BIBLIOGRAPHIE.

Archives générales de médecine. De l'ostéotomie et de l'ostéoclasie au point de vue orthopédique, par le Dr Neveu. Sept. 1875 et fév. 1876.

Archives médicales navales. Dr Barthélemy. L'Exposition universelle et la Faculté de médecine de Vienne. (T. XXI.)

Beitrage zur klin. Chirurgie, von R. Volkmann (Ueber osteotomie und osteoclase). Leipzig, 1875.

British med. Journal, t. II, 1876. A case of resection of the tarsal bones for congenital talipes equino-varus, by D. Colley.

Bulletin de l'Académie de Médecine. Avril 1876.

Bulletin et Mém. de la société de Chirurgie de Paris. t. II, 1876.

Bulletin général de thérapeutique médicale et chirurgicale, t. XCIII 5e et 6e livraisons.

Cannstadter Jahrsbericht, 1871, vol. II.

Cannstadter Jahrsbericht, 1873, vol. II.

Comptes rendus de l'Académie de Médecine, t. LXXIX.

Dictionnaire encyclopédique des sciences médicales, 1866, Paris, (Masson), t. V (art. ankylose).

D'Espine et Picot. Manuel pratique des maladies de l'enfance. Paris, 1877.

Gussenbauer. (Die method en der kuenstlichen knochentremung und ihre verwendnug in der orthopaedie) in Archiv fur klin. Chirurgie, 1875' XVIIIe Band, 2 Letf.

Heyfelder. Traité des résections, trad. par E. Bœckel. Paris et Strasbourg, 1863.

A. Knopf. Zur Osteotomie (Jena, 1875)

The Lancet, 1877, vol. II. Cases of osteotomy for rachitic deformity of the legs, by Th. Jones.

The Lancet, 1877, vol. II. Extrema distortion of bones of leg from rickets; division of one tibia with a saw and of the other with a chisel. Satisfactory results, par Cowell.

The Lancet, 1877, vol. II. On subcutaneous osteotomy in rachitis and other deformities, by Messenger Bradley.

Revue des sciences médicales, 1878, tome XI. (Ueber die operative Behandlung des genu valgum durch Langenbeck, Kœnig, Schede, von Heine). 6e congrès de la société allemande de chirurgie (Berlin, klin. Wochenschrift, n° 40, 1er octobre 1877).

Rhea Barton. On the treatment of ankylosis by the formation of artificial joint. Philadelphia, 1827.

Rochard. Histoire de la chirurgie française au XIXe siècle. Paris 1875.

V. Wahl. Zur Casuistik der osteotomie, in deutscher Zeitschrift der Chirurgie (sept. 1873).

Paris. — A. Parent, imprimeur de la Faculté de Médecine, rue M.-le-Prince, 29-31.

www.ingramcontent.com/pod-product-compliance
Lightning Source LLC
LaVergne TN
LVHW012008160826
845678LV00002B/720

* 9 7 8 2 3 2 9 6 7 2 4 6 5 *